TRAITÉ DES VERTUS DE LA POUDRE ROYALE FEBRIFUGE

Du Sieur DE LA JUTAIS, *Médecin Privilegié du Roy.*

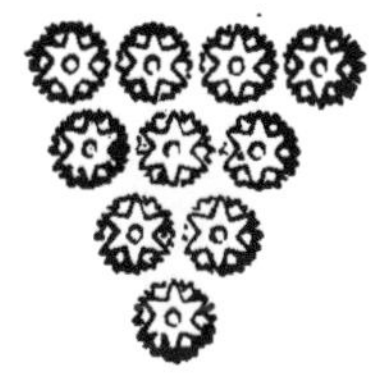

A LA HAYE,

Chez WANDERMEEN, dans le Grocester.

M. DCC. XLIX.

AVERTISSEMENT.

LE principal but que nous avons eu, en composant ce petit Livre, est d'y apprendre la méthode facile de pouvoir se guérir facilement, promptement, & se préserver à peu de frais des diverses maladies qui y sont expliquées ; & ce en employant à propos la Poudre Royale Febrifuge, qui contient toutes les qualités requises pour ce faire; ainsi que l'expérience l'a toujours prouvé sous les yeux de tous les premiers Médecins du Roy, commençant par Mrs. Fagon & Boudin.

Peut-être que les vérités qui y sont contenues, pourront déplaire à ceux dont l'intérêt opposé, est d'en détourner la confiance ; mais qu'importe, puisque la vérité ne peut être long-tems cachée aux yeux des Personnes équitables, & pleins de charité, qui seront charmés que le Public, & principalement les Pauvres, puissent profiter des remedes approuvés, capables d'être efficaces à leur guérison.

Cette découverte a été faite par un sçavant Botaniste ; des milliers d'expériences en ont été faites, sans qu'on ait pû trouver qu'elle ait jamais produit aucun mauvais effets ; mais au contraire on prouve ses heureux succès par des Titres autentiques, tels qu'on va les décrire au cinquiéme Chapitre.

On remarquera dans le quatriéme Chapitre que les vertus de cette Poudre ne consistent point dans une grande quantité de prises, pour la guérison parfaite des Maladies ausquelles elles sont attribuées, puisque trois sont ordinairement plus que suffisantes, pour la parfaite purification du sang en moins de six jours, excepté dans ceux qui ne se seront pas conformés réguliérement à son usage prescrit; ou envers d'autres Personnes dont les obstructions invéterées demandent qu'elles soient administrées par intervalles de tems, pour insensiblement les détruire peu à peu : mais ce qu'il y a de certain, est que dans plusieurs Maladies, l'homme se trouve, pour ainsi dire, aussi-tôt guéri que malade, avec une ou deux prises de ce puissant Spécifique.

Ce n'est point le haut prix des Remedes, qui en fait la valeur en bonté ; si celui-cy n'est taxé par le Brevet de Sa Majesté, qu'à raison de dix sols la prise; c'est afin que chacun soit en état d'en pouvoir profiter ; le paquet timbré & cacheté des armes du Roy, en contient trois prises, aussi cachetées & timbrées de même.

Le sieur de la Jutais se fait un vrai plaisir de donner ses remedes & ses avis gratis aux Pauvres Malades, ſans qu'ils ſoient obligés de prendre aucune atteſtation de leur indigence.

TRAITÉ DES VERTUS DE LA POUDRE ROYALE *FEBRIFUGE* DU Sr. DE LA JUTAIS.

CHAPITRE PREMIER.

De l'origine des Maladies ausquelles le corps humain est exposé.

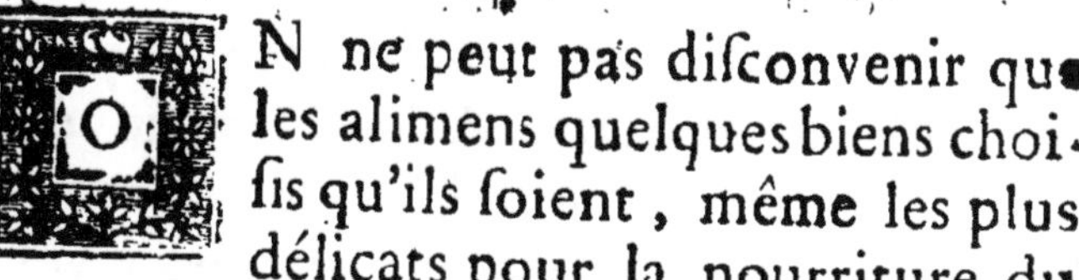

ON ne peut pas disconvenir que les alimens quelques biens choisis qu'ils soient, même les plus délicats pour la nourriture du corps humain, ne sçauroient jamais lui produire un chile assez parfait pour le bien maintenir en ſanté, ſi le levain ou fermant de l'eſtomach eſt corrompu ; parce que ce chile qui en provient, n'ayant point pour lors la qualité requiſe, bien loin de ſe transformer en ſang le plus pur, comme il doit être, en s'uniſſant à ſa maſſe pour la renouveller ſans ceſſe dans ſa vigueur, n'y devient au contraire que corruption, laquelle ſe communique inſenſiblement par la circulation, dans toute l'étendue du corps ; d'où s'enſuit des obſtructions juſques dans les viſceres ; ces parties nobles ſe trouvent par conſéquent dérangées dans leurs fonctions, leurs précieux ſucs n'ont plus les mêmes qualités ; les poulmons embarraſſés, ne reſpirent plus qu'avec peine ; le foix devenant ſquireux, ne donne plus de beau coloris au ſang ; la ratte eſt gonflée, le cœur ne reſſent plus que des langueurs ; le cerveau appéſanti ou douloureux, & l'eſtomach même manque de chaleur ſuffiſante pour la parfaite coction.

Ces déſordres intérieurs, ſe font en même tems reconnoître au-dehors ; les yeux perdent leur vivacité, & ſemblent noyés ; le viſage pâle, & quelquefois juſqu'à devenir livide ; les lévres perdent leur beau vermeil ; la langue en fait de même ; on y voit une couleur griſe, craſſeuſe, & ſouvent noire, lorſqu'il s'agit de malignité.

Ce n'eſt plus dans la circulation du ſang qu'embarras d'humeurs peccantes, & de ſérosités ; la bile le plus ſouvent ſe révolte & s'y mêle ; l'altération & une chaleur outrée, ſe font ſentir par des fiévres de différentes eſpéces, ou qui ſont les principaux ſimptômes des autres maladies, telles que les fluxions de poitrine, des diſſenteries, flux de ſang, & pluſieurs autres.

Tous ces déſordres ſont différens, ſuivant les divers tempéramens, & la quantité, ou qualité du plus au moins des humeurs qui ſe trouvent dans les perſonnes qui ont le malheur d'en être atteints.

CHAPITRE II.

Que l'homme dans l'état de maladie, eſt plus à plaindre que les animaux; & que l'épuiſement du ſang par les ſaignées réiterées, eſt trop incertain & trop dangéreux pour être le véritable remede.

L'Homme attaqué de maladies, a donc le malheur de voir le tréſor de la ſanté enlevé, ſans ſçavoir poſitivement comil n'y reſte que la partie bourbeuſe.

C'eſt pourquoi nous ne voyons que trop ſouvent s'enſuivre que des Maladies chroniques ; & ſi par bonheur ſur le grand nombre de Malades, deſquels on a épuiſé le ſang, il en échappe quelques-uns, ce n'eſt jamais qu'après une longue convaleſcence, dont ils ſont redevables à la force de leur bon tempérament.

Peut-on trouver un bonheur plus grand, que celui de ſçavoir conſerver notre ſang en nos veines dans toute la pureté requiſe, ſans être contraint de le répandre, pour nous délivrer des maladies qui ne ſont cauſées que par des humeurs qui le corrompent, ou qui en embarraſſent, ou arrêtent la libre circulation.

C'eſt ſans doute faute d'attention, ſi tant de Perſonnes ignorent que pour vivre long-tems & en parfaite ſanté, il n'y a point de moyen plus aſſuré que de ſçavoir conſerver ſon ſang dans une parfaite pureté.

Pouvons-nous croire que les anciens Patriarches & autres, qui ont vécu ſi long-tems, & qui n'ont fini leur vie que par la caducité, n'ayent pû conſerver ce long cours d'années que par des ſaignées réitérées. Pour moi je n'en crois rien ; ils étoient hommes, & par conſéquent ſujets à des maladies telles que nous les voyons aujourd'hui ; mais je suis persuadé qu'ils n'avoient recours dans leurs maux, qu'aux plantes ; & si Salomon, avoit écrit un Livre des vertus des Simples, il ne l'avoit fait que par les expériences qu'il en avoit pratiqué, après tous ceux qui l'avoient devancé.

Galien qui par ses écrits, a tant vanté la rénovation du sang, par l'usage des saignées réiterées, s'y est trouvé abusé lui-même, puisqu'il n'a vêcu que 45. ans, pendant qu'Hippocrate qui ne les admettoit point, est allé jusqu'à 90. ans.

Concluons donc que l'usage des saignées réiterées, n'est point le vrai remede, étant toujours incertain & trop périlleux, comme on le voit à chaque instant, pour ne pas préférer un purgatif composé uniquement de Plantes, qui puissent renfermer toutes les qualités requises à rétablir la parfaite santé, en aidant la nature dans ses fonctions, sans la détruire : Celui que nous proposons ici, a toutes ses vertus, tels qu'on peut les desirer ; il est tout trouvé bien expérimenté & approuvé autentiquement.

CHAPITRE III.

Qu'on reconnoît les vrais & parfaits Purgatifs à leurs heureux succès.

Ce n'est que par de fréquentes expériences qu'on reconnoît les bons remedes; & sur-tout on ne sçauroit avoir trop d'attention à ce qui concerne les Purgatifs qui sont en si grand nombre; parce que c'est d'eux que dépend presque toujours la santé ou la mort.

S'ils sont trop violens, ils forcent la nature à évacuer par des voyes contraires à ses dispositions, d'où le meilleur est toujours enlevé avec le mauvais; & par malheur, le plus souvent, toute l'humeur peccante reste dans les parties qu'elle occupe, les voyes pour la sortie en ayant été resserrées, au lieu d'en être ouvertes comme les autres. Telles sont souvent les sérosités qui ne peuvent être évacuées que par les voyes de la transpiration, forment des dépôts fâcheux.

Comme aussi si la qualité du Purgatif se trouve au contraire trop foible & trop lente, pour mettre la nature en état de se délibérer par les évacuations, pour lors on doit s'attendre que les humeurs peccantes mises en mouvement, sans avoir été évacuées, se corrompent à tel point qu'il s'ensuit le plus souvent des fiévres continues, pourprées, malignes, ou autres maladies également périlleuses.

Les plus sçavans Médecins voyant le défaut des Purgatifs, ont toujours fait leur principale étude à tâcher d'en découvrir quelqu'un qui puisse avoir des qualités assez suffisantes, & capables d'aider la nature à se délibérer dans ses fonctions, d'où s'en puisse suivre d'heureux succès.

Les uns ont cru qu'ils pourroient parvenir à trouver le vrai remede par le mêlange des drogues, afin de faire suppléer la vertu de l'une au défaut des autres, ainsi qu'on le pratique encore actuellement : mais si on veut bien avouer ingénument, la plûpart de ces compositions ont toujours des défauts. C'est pourquoi il ne faut pas douter que la principale cause pour laquelle on a eu recours aux saignées réïtérées, n'a été autre que le défaut des Purgatifs communément usités, qui n'ont point la qualité spécifique de purifier la masse du sang, puisque la guérison, ordinairement ne s'ensuit pas.

D'autres ont fait des recherches singulieres dans la Chimie, & d'autres dans le Botanique, pour tâcher d'en découvrir.

Quoiqu'il en ſoit, la véritable marque des parfaits purgatifs eſt, lorſqu'après leurs opérations, la fiévre ſe trouve radicalement guérie; parce que dans ce cas, on eſt aſſuré qu'ils n'ont pû produire cet heureux ſuccès qu'en purifiant la maſſe du ſang, ſoit par les ſelles, par vomiſſemens, par tranſpirations, par les urines, ou par l'expectoriation, ſuivant que le corps ſe trouve diſpoſé.

C'eſt pour cette raiſon que feu M. de Guiller, ſçavant Médecin, Auteur de la découverte de la préparation de la Plante Fébrifuge en poudre, eut une joye extrême, lorſqu'après pluſieurs expériences il trouva dans ce purgatif toute la perfection qu'il déſiroit, & qui manquoit aux autres, dont il avoit fait uſage juſqu'alors.

Car je ſoutiens que tout remede, principalement les purgatifs, qui par leurs opérations débilitent, ou alterent la ſanté au lieu de la fortifier après leur opération, doivent être rejettés comme poiſons. C'eſt ce qu'on ne dira point de la poudre de Fébrifuge, puiſqu'après ſon opération le malade reprend ſa premiere vigueur.

Comme

Comme notre but est d'enseigner seulement les différens usages qu'on peut faire de cette Poudre dans toutes les diverses maladies, causées par l'abondance des humeurs peccantes, & desquelles le principal simptôme est la fiévre, en exceptant celle qui peut procéder du vice de quelques parties nobles; nous n'y feront mention que de la maniere d'administrer à propos ce purgatif, comme on va voir dans le chapitre cy-après.

CHAPITRE IV.

Des vertus & usages de la Poudre Royale Fébrifuge du Sieur de la Jutais, avec la maniere de l'administrer à propos dans diverses maladies.

CEtte Poudre n'est autre que la préparation d'une Plante si remplie de substances balzamiques & cordiales, que les malades ne manquent jamais de se sentir fortifiés dès le lendemain de son opération.

Les propriétés de cette Poudre sont presque universelles, puisqu'elle guérit radicalement, & ſans retour, avec trois priſes au plus, toutes ſortes de fiévres intermittentes, comme tierces, doubles-tierces, quartes, doubles-quartes, & autres.

L'expérience a fait voir qu'elle eſt ſouveraine pour les fiévres continues, malignes & peſtilentielles, pour préſerver du ſcorbut, & de toutes les maladies contagieuſes; elle opére efficacement dans les pleuréſies, & fluxions de poitrine, ſans qu'il ſoit beſoin de ſaignées réïterées; mais il la faut donner au commencement de la douleur, ſans attendre que le mal ſoit déſeſperé.

Elle produit des effets ſurprenans dans les cours de ventre, diſſenteries, & flux de ſang. Elle eſt d'un prompt ſecours dans les coliques bilieuſes; elle ouvre les obſtructions, elle adoucit l'archée, elle rétablit le juſte tempérament des humeurs; en un mot, ſi on eſt exact de donner ce remede dès le commencement de telle maladie que ce ſoit, il en ſera bien peu qu'il ne guériſſe dans cinq ou ſix jours au plus, excepté celles cauſées par le vice de quelques parties principales.

Ce remede ſe prend de la même maniere pour toutes ſortes de maladies; ſçavoir: delayez cette Poudre dans quatre ou cinq cueillerées de caffé, de thé, de chocolat, & autres vehicules, ou simplement dans du bouillon, soit de viande, ou du moins fait avec un peu de beurre, d'huile, ou des herbes; que le malade prenne incontinent par dessus une petite écuellée de bouillon, ensuite pendant quatre heures un demi-bouillon d'heure en heure, ainsi qu'il est enseigné dans l'imprimé renfermé dans chaque paquet, contenant trois prises cachetées, & timbrées des Armes du Roy. On peut aussi prendre cette Poudre en quatre, cinq, ou six bolles, si on fait une pâte avec un peu de syrop, ou de miel; pour en former de petites boules, qu'on pose au-devant du cueillier avec un peu de bouillon, pour les avaller facilement une après l'autre. Par ce moyen, on n'en ressent aucun goût. D'autres la prennent envelopée dans du pain enchanter, en plusieurs bolles. Enfin on la peut aussi avaller étant mêlée dans de la moëlle de pommes de reinettes, ou dans leur gelée; mais de quelque maniere que ce soit, on doit toujours prendre les bouillons comme il est dit.

La dose est la moitié d'une prise pour les enfans depuis l'âge de cinq à six ans, jusqu'à dix, qu'il faudra augmenter, s'ils ne sont guéris dès la premiere fois; car la seconde prise doit être de deux tiers. Pour les personnes faciles à purger, & les enfans depuis l'âge de dix ans, jusqu'à quinze; c'est les trois quarts d'une prise pour la premiere dose; mais s'il faut réïterer le remede, on donnera la prise entiere; & les personnes bien constituées de l'âge de quinze ans, & au-dessus, jusqu'à la vieillesse, commenceront par la prise entiere, & continueront de même s'il est nécessaire; à l'égard des Vieillards caducs, on proportionnera la dose à leurs forces.

Il se trouve quelquefois des personnes si difficiles à émouvoir, que la prise ordinaire se trouve insuffisante pour bien évacuer les humeurs peccantes: en ce cas, on peut leur en augmenter la dose jusqu'à une prise & demie, sans en craindre aucun fâcheux effet.

Ce remede agit également bien en toutes sortes de climats, toujours suivant la disposition du corps; aux uns très-promptement, & à d'autres plus tard. Il purifie le sang, en poussant les superfluités, ou par les sueurs, ou par les urines, ou par transpiration.

Pour s'en servir, il ne se faut préparer ni par saignées, ni par autres purgatifs; car bien-loin d'aider à son opération, par ces précautions, on en détourneroit l'effet.

Ce Remede ne demande aucun régime de vivre particulier ; il suffit de se nourrir à son ordinaire ; boire avec modération du vin si on y est accoutumé, du cidre, de l'eau, ou de la bierre, si on y est habitué ; on peut manger cinq ou six heures après l'avoir pris, excepté dans les grandes maladies, telles que les fiévres continues, malignes, pestilentielles, fluxions de poitrines & autres, où le régime de vie doit être régulier.

Il faut observer que pour les fiévres tierces-quartes, & doubles-quartes, on doit donner ce remede trois heures avant l'accès ou le frisson, & pour les doubles-tierces ou autres, qui laissent très peu d'intervalle, on doit le donner dans le déclin, ou sur la fin du paroxisme. Si l'accès qu'on attendoit manque le même jour qu'on aura pris la premiere prise de ce remede, il n'est pas nécessaire d'en prendre une seconde ; mais si la fiévre vient le même jour qu'on aura commencé de prendre cette poudre, soit à son heure ordinaire, ou plutôt ou plutard, il ne faut pas manquer d'en donner une seconde prise au Fébricitant, le jour même que doit venir l'accès suivant, trois heures avant le frisson ; & si enfin le malade n'est pas guéri par cette seconde prise, on lui donnera la troisiéme, observant la même méthode qu'aux précédentes : car il ne faut jamais s'écarter des régles prescrites, si on veut que cette Poudre ait un heureux succès.

Pour toutes les obstructions, l'asthme, les vapeurs, & l'ydropisie, il faut donner cette poudre le matin à jeun, laissant reposer le malade un jour ou deux entre chaque prise.

Pour diminuer les douleurs de la goutte, les rhumatismes, & empêcher que les accès ne soient si fréquens, il faut prendre ce remede une fois le mois au décours de la lune.

Pour les fiévres continues, malignes, & pestilentielles, on le donne dans le déclin des redoublemens, trois jours de suite, s'il est nécessaire ; car souvent le malade se trouve guéri à la premiere prise ou à la seconde.

Pour les fluxions de poitrine, les pleurésies, il faut la donner au moment que le malade se sent pressé de la douleur, crainte de n'y être plus à tems; & on réitere la prise de douze en douze heures, jusqu'à gérison, qui arrive à la roisiéme prise au plûtard ; ensorte que si n est à tems de le pratiquer ainsi, avant ue le mal soit désespéré, on verra avec étonnement la quantité prodigieuse de glaires qu'elles fait évacuer dans les fluxions de poitrine, lesquelles glaires sont une des principales causes de cette périlleuse maladie ; c'est ce qu'on ne voit point par l'usage des saignées réïtérées, qui enlevent le plus subtil du sang, par conséquent les forces si nécessaires à la nature pour pouvoir agir, & ne laissent que la partie bourbeuse qui fait tout le désordre.

On pourroit dire hardiment que la fluxion de poitrine n'est qu'une espece de fiévre qui en fait le principal simptôme ; puisque sitôt qu'elle est enlevée par la vertu de cette poudre, on voit incontinent cesser tous les autres, & le malade guéri, sans avoir perdu ses forces, ses poulmons se trouvent débarrassés par une abondante expectoration.

Outre les simptômes ordinaires qui caractérisent les fluxions de poitrine ; sçavoir, la fiévre, la douleur de côté, & les crachats sanguinolans ; il arrive quelquefois que cette maladie commence par une disposition à l'inflammation ; en ce cas, rien ne peut mieux l'éteindre que le Salpêtre rafiné, dont la dose est un gros pesant réduit en poudre, qu'on met dans une pinte d'eau avec un peu de sirop de capillaire ou autre, ou simplement un peu de réglisse, pour faire boire au malade tant qu'il lui plaît : on peut aussi mettre un pareil gros de Salpêtre dans les cinq demi-bouillons qu'on fait prendre avec la poudre, comme il est dit.

L'usage du Salpêtre rafiné de cette façon, convient parfaitement dans toutes les maladies où il y a altération, ou disposition à l'inflammation ; il réussit en cela infiniment mieux que les ptisanes qui ne servent qu'à gonfler les malades, sans les pouvoir désaltérer. En un mot ; c'est la lessive du sang on ne doit point en faire usage après avoir mangé, & le discontinuer, sitôt qu'il n'y a plus d'altération.

Les gros rhumes, qui souvent se tournent en fluxions de poitrine, se trouvent parfaitement guéris par l'usage de cette poudre, avec deux prises au plus, à un jour de distance.

Les coliques bilieuses quelques violentes qu'elles soient, le sont aussi dès la premiere prise en proportionnant la dose aux forces du malade, comme en toutes autres occasions.

Pour les flux de sang, tenesmes, dissenteries, cours de ventre, on doit donner ce remede le matin pendant trois jours de suite ; si le malade n'est pas guéri dès la

premiere

premiere ou ſeconde priſe, les vertus de cette Poudre dans ces ſortes de maladies, ſurpaſſent infiniment celles de l'Epiquacuana qui eſt extrêmement violent. *Nota*, que lorſque le mal eſt vieux & invétéré, on fera bien de faire des bouillons d'une chopine de lait, & d'un quarteron de graiſſe de mouton mâle, afin de réparer par ce moyen les eſcoriations des inteſtins, cauſés par l'acrimonie de l'humeur.

On peut guérir ces ſortes de maladies par le moyen de quelques lavemens compoſés de deux priſes de ladite Poudre, qu'on fait détremper dans un verre d'eau le matin pour le ſoir, ou le ſoir pour le matin, lequel on verſe dans la ſéringue & de l'eau tiéde par deſſus; ce lavement ne doit contenir que la moitié de la ſéringue; il faut le bien remuer avant de l'introduire, & lorſque le malade l'a rendu, on doit lui donner un autre lavement avec la graiſſe & le lait, comme il eſt dit pour les bouillons.

Ces ſortes de lavemens d'eau avec la Poudre, ſont d'un ſecours ſingulier aux enfans, & à ceux qui ne peuvent avaller aucun purgatif. Pluſieurs ont été guéris de fiévres intermittentes, même continues, & autres infirmités par ce moyen, qui pourtant n'eſt point ſi certain que de prendre la poudre par la bouche.

Ceux qui se trouvent extrêmement constipés, avant de prendre la Poudre par la bouche, feront bien le soir précédent de faire usage de ces lavemens, c'est le moyen de ne pas vômir. La dose en est toujours le double de celle qu'on prend par la bouche.

Pour les atteintes de scorbut, & avant que le mal soit confirmé, il en faut faire prendre au malade trois prises, laissant un jour d'intervalle entre chacune ayant soin de lui toucher continuellement les gencives ulcérées avec l'esprit de sel jusqu'à guérison.

Cette Poudre est aussi un excellent vermifuge, parce qu'elle chasse les vers du corps tous vivans, de quelqu'espece qu'ils soient, même le solitaire, comme l'expérience l'a fait voir plusieurs fois.

On la donne aussi avec succès au commencement de la petite vérole, dont elle détruit la fiévre, & enleve la malignité; lorsque cette maladie régne & se communique aux enfans, & autres qui ont lieu de la craindre, on ne sçauroit mieux faire que de les en purger par précaution, par ce moyen ils pourront l'éviter, ou du moins ils seront garantis de ses funestes effets.

Pour un lait répandu qui se mêle dans la masse du sang, & qui cause aux femmes tant de diverses maladies, on ne trouve guères de pareil purgatif qui puisse y remédier si certainement que cette Poudre : cet inconvénient n'arrive jamais, si on a la précaution de s'en purger deux fois après les quarante jours de l'accouchement.

Une Nourrice en fait usage sans craindre de perdre son lait ; bien plus, si l'enfant qu'elle nourrit a le malheur d'avoir la fiévre, il suffit qu'elle s'en purge seule, pour voir son Nourrisson incontinent guéri.

Les suppressions des régles qui causent une infinité de maux, la cause qui les produit, se trouve totalement détruite avec deux prises, laissant un jour d'intervalle.

Les rétentions d'urines causées par des glaires, sont guéries radicalement avec deux ou trois prises, dans l'espace de cinq jours.

Voici un article des plus essentiels & des plus importans, puisqu'il s'agit de se préserver de la mort.

C'est de se bien garder de mettre en pratique aucune saignée, lorsqu'il s'agit d'une indigestion, chacun le sçait, ou du moins le doit sçavoir. Lorsque ce désordre arrive, il faut commencer par débarrasser les inteſtins avec un demi-lavement de deux priſes de Poudre, comme nous l'avons enſeigné cy-devant ; mais afin de pouvoir l'employer promptement, il ſuffit de la délaiyer avec de l'eau chaude, avant de la mettre dans la ſeringue, enſuite la remplir à moitié avec de l'eau tiéde ; & lorſqu'on l'aura rendu, il faut donner la Poudre par la bouche à la maniere ordinaire, laquelle débarraſſera non-ſeulement l'eſtomach de la matiere dont il eſt ſurchargé ; mais encore purifiera la maſſe du ſang du chyle corrompu qui auroit pû s'y être introduit, enſorte que la ſanté incontinent s'enſuit.

On peut éviter les maladies, ſi on eſt attentif de s'en purger auſſi tôt qu'on ſe reſſent quelques indiſpoſitions, telles que des défauts d'appetits, des peſanteurs dans l'eſtomach, des coliques, des douleurs & laſſitudes dans les membres, des engourdiſſemens, la tête lourde, & toujours aſſoupie, ce qui pronoſtique le plus ſouvent des accidens d'apoplexie, qui eſt encore une maladie cauſée par une abondance de muſcoſités, qui tombent précipitamment du cerveau, bouchent ſi fort tout-à-coup les bronches des poulmons que le malade n'ayant point de reſpiration, on lui voit devenir le viſage tout violet, & la bouche écumante, parce que le ſang montant à la tête, il ſe trouve dans un inſtant étouffé, ſi on n'y remédie promptement.

Il ne s'agit donc dans ce moment que ſans perdre de tems, on doit lui procurer la reſpiration, pour le garantir d'une mort ſubite.

Or il n'y a point de moyen plus prompt & plus facile à trouver, que du ſel qu'on fait diſſoudre ſur le champ dans du vinaigre, tant qu'il en pourra abſorber; & ayant introduit une cuillier dans la bouche du malade, on y verſe de ce diſſolvant avec un autre cuillier, ce qui lui fond dans le moment les glaires, en lui donnant la reſpiration; quatre cuillerées ou plus ſuffiſent: les bons cuiſiniers ſçavent par expérience que ce diſſolvant met à l'inſtant les glaires d'œufs en eau.

Le malade étant donc ainſi préſervé de la mort ſubite, il ne faut pas manquer de le purger avec une doſe de cette Poudre, un peu plus forte que dans une autre occaſion, & la réïtérer dès le lendemain au plus tard; ce Remede lui enlevera toute cette humeur glaireuſe; & ſi on continue le même purgatif au déclin des lunes de tems à autres, il en ſera totalement garanti, sans aucun retour. Ceux qui ont lieu de craindre cette redoutable maladie, peuvent la prévenir par ce même moyen.

La paralysie procéde de la même cause; c'est une apoplexie imparfaite, dont l'humeur glaireuse, au lieu de se précipiter sur les bronches des poulmons, se jette tout à coup sur le genre nerveux, en rendant les membres qu'elle occupe sans mouvement.

On a coutume dans cette occasion de recourir aux saignées, c'est justement ce qui fixe si fort l'humeur glaireuse, que cette maladie en devient incurable: ensorte qu'un paralytique se voit mort dans ce monde quoique vivant.

Il faut dès le commencement que cet accident est arrivé, purger le malade de la même maniere que nous venons de dire pour l'apoplexie; de façon, qu'en fortifiant les membres avec les remedes convenables on parvient à leur rendre leur premier mouvement; ce qu'on ne sçauroit faire, pour ainsi dire, sans miracle, après les saignées réïterées.

Ceux qui par des chûtes affreuses ont tout lieu d'en craindre les fâcheuses suites, se doivent purger incontinent avec cette Poudre, le moins deux fois; pour lors ils peuvent être certains, qu'aucun dépôt ne se formera intérieurement, & ils verront les contusions externes bien-tôt dissipées & effacées.

On pourroit encore citer plusieurs autres maladies; mais comme il suffit de comprendre que les vertus de cette Poudre consistent à purifier la masse du sang: elle est propre par conséquent à guérir toutes les maladies, où la fiévre est le principal symptôme, & autres sans fiévres, provenans de l'abondance des humeurs peccantes.

La pricipale science pour bien réussir lorsqu'il s'agit de fiévres, ne consiste qu'à en sçavoir bien distinguer les différentes espéces, pour ne s'y pas méprendre, afin de donner à propos ce remede: Par exemple, une fiévre qui procédera d'une transpiration si outrée, que toute la masse du sang se trouve entiérement dessechée, ainsi qu'il arrive communément dans les Indes & ailleurs; comme aussi aux fiévres étiques & autres; en ce cas on doit recourir aux remedes qui peuvent humecter, fortifier & désaltérer les malades, & non à des purgatifs qui sont aussi contraires que dans les fiévres qui procédent du vice de quelques parties nobles.

Il ne s'agit plus présentement que de

donner des preuves autentiques des heureux ſuccès de ce puiſſant Remede ; c'eſt ce qu'on va voir dans le Chapitre ſuivant.

CHAPITRE V.

Contenant des preuves autentiques & inconteſtables des heureux ſuccès que la Poudre Royale Fébrifuge a operé en France, depuis l'année 1712. en toutes les occaſions où elle a été employée.

PEut-on préſenter une preuve plus autentique, & plus convaincante, que la premiere expérience qui fut faite de cette Poudre dans l'Hôpital d'Avon par ordre du feu Roy Louis XIV. d'heureuſe Mémoire, la Cour étant à Fontainebleau pendant l'Automne de 1712. où Sa Majeſté ſe faiſoit un plaiſir à ſon lever, de s'informer de ſes premiers Médecins du nombre des malades qui ſe trouvoient guéris, chaque jour, par la vertu de la Poudre Fébrifuge de feu M. de Guiller, Sçavant Médecin & Auteur de ce Remede, lequel aſſure dans ſes Mémoires que la quantité de Fébricitans qui s'y trouverent pendant ce séjour, fut de plus de huit cens, qui tous s'en retournerent chez eux en parfaite santé. M. de Guiller exerçoit la Médecine à Venise, lorsque M. le Blond qui y étoit Consul de France, l'invita de l'ordre de M. de Ponchartrain de venir en France : cette vérité est prouvée par la relation qui se trouve en original aux archives du dépôt de la Marine à Paris, dattée de Versailles le 13 Février 1713. dans laquelle sont contenues les rapports que feu Messieurs Fagon & Boudin Premiers Médecins du Roy, firent à Sa Majesté, où ils certifient avoir guéri pendant l'espace de quatre mois, tous les malades qui se présenterent attaqués de toutes sortes de fiévres intermittentes, sans en avoir manqué une seule : & cela par la vertu de la Poudre Fébrifuge qui leur fut remise par le sieur Ferdinand de Guiller, en faveur duquel on voit au bas de cette relation la gratification que ce Monarque voulut bien lui accorder à ce sujet, écrite de sa main, dans ces termes.

Bon, Pension de 1200. livres, à commencer du jour qu'il est parti de Venise, & la Croix de Saint-Lazare.

Copie collationnée en a été délivrée

au ſieur de la Jutais, par ordre du Miniſtre datée du dernier Mars de cette année 1749.

Ce fut ſur ce rapport que Sa Majeſté ordonna à feu M. le Chevalier de Guiller, de préparer une quantité ſuffiſante de cette poudre, tant pour en fournir aux Hôpitaux de ſes Armées, que pour ſes Colonies, & généralement pour tous ſes Sujets, lui donnant pouvoir d'en établir des Bureaux dans Paris, dans toutes les autres Villes du Royaume, & terres de ſon obéïſſance. Sa Majeſté en fixa le prix à dix ſols la priſe, afin que chacun fût en état d'en pouvoir profiter; & pour cet effet lui fit expédier un Brevet le dernier Septembre 1713. conforme à celui inſéré à la fin de ce petit Livre.

AUTRES PREUVES

Sous le regne de Louis XV. pour la continuation du même Privilége en faveur du sieur de la Jutais, héritier de feu M. de Guiller, mort le 17 Août 1729.

PAreilles expériences ont été recommencées dans l'Automne de 1733. dans le même Hôpital d'Avon, sous les yeux de M. Chicoyneau, la Cour étant aussi à Fontainebleau.

C'est des heureux succès que cette Poudre y opera sur environ pareil nombre de malades que la continuation du même Privilége exclusif en fut expédiée le 17 Novembre même année, en faveur du sieur de la Jutais, & renouvellé par un quatriéme Brevet, le 19 Août 1743. avec une seconde approbation de M. Chicoyneau dattée du 17 du même mois, en voici le contenu.

Le cours de dix années accordé au sieur de la Jutais, pour la distribution de sa Poudre Fébrifuge, étant expiré ; & ses effets étant constatés par la continuation d'un bon succès, il nous paroît que le Brevet demandé, pour continuer cette distribution ; suivant la teneur du précédent, pour être renouvellé. Fait à Versailles le 17 Août 1743. *Signé à l'Original*, CHICOYNEAU.

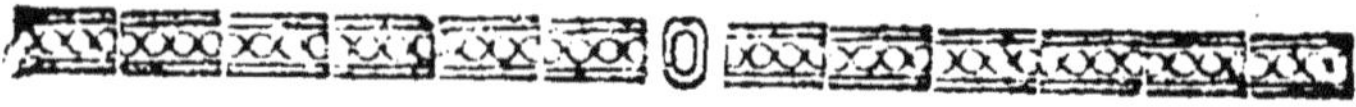

AUTRES PREUVES

Venues des Hôpitaux Militaires & Pays Etrangers.

LEs Relations venues à la Cour de divers Hôpitaux Militaires, confirment tous les bons effets de ce puissant Remede: elles sont conservées au Bureau de la Guerre à Versailles. De plus, le sieur de la Jutais a entre les mains une Lettre à lui adressée par M. Dufort, Premier Médecin de Sa Majesté à Strasbourg, dattée du 28 Novembre 1740. par laquelle, en conformité ausdites Relations, l'assure avoir écrit au Ministre qu'il étoit à souhaiter que le Roy continuât d'en faire envoyer dans les Hôpitaux de ses Armées. C'est dans ces mêmes Hôpitaux où cette Poudre a acquis le surnom de Royale

Fébrifuge, afin de la diſtinguer des autres Fébrifuges composés par les Apoticaires.

Nous avons avancé au quatriéme Chapitre que cette Poudre agit également bien en toutes ſortes de climats ; en voici la preuve du Sénégal, côte d'Afrique, adreſſée à la Compagnie des Indes par le Conſeil Supérieur de cette conceſſion, qui qui s'explique dans ces termes.

Nos Chirurgiens ont employé avec ſuccès la Poudre Fébrifuge, que vous avez eu la bonté de faire envoyer avec les dernieres caiſſes de Remedes ; ainſi nous vous prions d'en joindre aux nouvelles caiſſes.

Meſſieurs les Directeurs en ont donné leur Certificat au ſieur de la Jutais, en date du 11 Janvier 1738. & ont toujours continué d'y en envoyer chaque année. On ſçait aſſez combien les fiévres qui regnent dans ce Pays-là y ont toujours été rébelles aux autres Remedes.

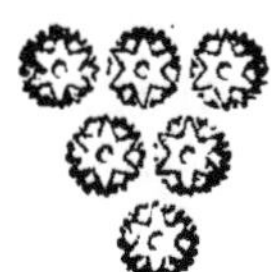

AUTRES PREUVES

Touchant la parfaite guérison des Fluxions de Poitrine par la vertu de la Poudre Royale Fébrifuge.

ON ne peut mieux faire connoître les vertus de ce puissant spécifique pour toutes les maladies cy devant énoncées, que de prouver la parfaite guérison des fluxions de poitrine par son opération, sans pratiquer le funeste usage des saignées réïterées, qui détruisent & anéantissent les esprits vitaux à tel point que le plus souvent la mort s'ensuit, comme on le voit à chaque instant; on laisse ordinairement des maladies croniques, ou pleines de langueur.

Au contraire la Poudre Royale de Fébrifuge débarrasse & évacue promptement de la masse du sang, tout ce qui s'y trouve d'impur, cause unique de cette cruelle maladie dont les symptômes quelques violens qu'ils soient, cédent toujours au plûtard à la troisiéme prise; sans avoir porté à la personne le moindre préjudice, ce qui prouve la qualité cordiale de cet heureux ſpécifique, & fait voir que ces ſortes de maladies en ſont guéries facilement & promptement ; ſi ſans héſiter, ni temporiſer, on donne la ſeconde priſe incontinent après l'évacuation de la premiere, & la troiſiéme de même, s'il eſt néceſſaire. Car ſouvent la fiévre qui eſt le véritable ſymptôme de cette maladie, eſt enlevée dès la ſeconde priſe, ainſi que l'a pratiquée M. Pallais Organiſte de l'Egliſe d'Auxerre, envers un pauvre Vigneron qui en a été guéri dès la ſeconde priſe, & quatre jours après a été en état de reprendre le travail des Vignes.

Nous ne répéterons point ici le nom ; ni la demeure de ceux mentionnés dans notre premier Livre ; & ſi nous voulions inſcrire ici tous ceux qui du depuis en ont été parfaitement gueris à la troiſiéme, & quelquefois juſqu'à la quatriéme priſe. Celui-ci ſeroit trop ennuyeux à lire, il ſuffit que nous en conſervions la liſte, pour la faire voir à tous ceux qui en ſeront curieux.

M. Charrier, ſçavant Médecin de la Ville d'Aigre proche Angoulême, que nous avons déja cité dans nos précédens Ecrits, n'eſt pas le ſeul qui confeſſe avoir été dans l'erreur de croire que ces ſortes de maladies ne ſe pouvoient guérir que par des ſaignées rëiterées. Nous avons quantité de Lettres de perſonnes des plus ſenſées, qui reconnoiſſent le contraire par les expériences qu'ils en ont faites. Pluſieurs Chirurgiens avouent de même l'erreur où ils étoient par les épreuves qu'ils en ont pratiqué. Il en ſera de même de tous ceux qui en feront uſage en pareilles occaſions ; & reconnoîtront que cette maladie n'eſt cauſée que par une plenitude fermentée de diverſes qualités de mauvaiſes humeurs, que cette Poudre fait évacuer ſuivant la diſpoſition du corps & principalement par des ſelles copieuſes. Ce ſont tous des effets ſinguliers qu'on ne voit point par l'uſage des ſaignées reïtérées ; & deſquels il s'enſuit incontinent une parfaite ſanté.

Le prix de cette poudre eſt de dix ſols la priſe, le paquet en contient trois, avec un imprimé qui en enſeigne l'uſage.

Autre

Autre Poudre dite Souveraine, tirée des plantes Fébrifuge, qui en six prises, a la qualité de guerir radicalement la Verole la plus invéterée dans l'espace de vingt jours.

LE sieur de la Jutais ayant reflechi plusieurs fois, que ce n'étoit point les parties grossieres de sa Poudre Fébrifuge qui opéroient si efficacement à la purification du sang; mais seulement la substance qu'elles contiennent;

Cette idée lui a fait naître celle de pouvoir encore exalter ce puissant spécifique à un plus haut degré de perfection, en ne tirant des plantes dont elle est composée, que la partie la plus pure; ce qui lui a si bien réussi, qu'avec six prises au plus du poids de trente grains, qui est la moitié de la prise ordinaire; il n'y a point de Verole la plus invéterée que cette souveraine Poudre ne guérisse radicalement en moins de vingt jours, sans que le malade en soit nullement affoibli: au contraire, il se sent après cette opération, plus fort & plus leger. Si bien que l'embonpoint s'ensuit avec une vitesse surprenante.

Les expériences qui viennent d'en être faites, sont admirables.

De sorte que les personnes qui se voyent affligées, non seulement de cette hideuse maladie, mais encore de toutes celles où on se méfie qu'il y ait du virus, se peuvent guerir par eux-mêmes, *incognito*, sans qu'aucun puisse s'en appercevoir si on veut.

Cette Poudre est incorruptible, & agit également bien en toutes sortes de climats.

SON USAGE.

On prend cette Poudre de deux jours un, pour les trois premieres prises; ensuite on se repose trois ou quatre jours, pour recommencer encore de la même maniere. Ce qui fait l'espace de quinze à seize jours. Comme elle est extrêmement fine & subtile, on doit la bien envelopper dans du pain enchanté humecté, afin qu'elle passe sans se répandre dans la bouche, ni dans le gosier, où elle laisseroit quelque âcreté. On en fait cinq ou six bolles, plus, ou moins, comme on le juge à propos, lesquelles on avalle l'une après l'autre dans une cuillier avec un peu de bouillon, & par-dessus, un demi-bouillon. Une heure après, une tasse de thé, & ainsi alternativement d'heure en heure du bouillon, & du thé.

L'opération des selles étant finie, on doit dîner avec de bons alimens qui ne soient pas trop pesans, & y boire du vin avec de l'eau si on veut.

Le prix de cette poudre souveraine est de 6. livres la prise.

Vertus de l'Arcane céleste.

LE sieur de la Jutais possede encore divers autres Remedes, très-rares, & singuliers : mais principalement son Arcane céleste, si estimé de tous ceux qui en font usage, parce qu'il répare, & fortifie puissamment toutes les parties débillitées du corps, en commençant par l'estomach qui en est le pere nourricier, & jusqu'à le guerir des escoriations causées par quelques poisons corrosifs, tels que seroient l'arsenic & le verdet; il rend aux Etiques leur premiere santé ; guerit l'asthme, & les lienteries les plus rébelles. Cet Arcane est si benin, que les enfans à la mamelle dont l'estomach se trouve déperi par un lait cru & acide qu'ils vomissent à chaque instant, en sont guéris en moins de deux heures, quand même ils seroient x ap proches de la mort; deux ou trois prises à la nourrice pendant ce peu de tems, suffisent pour corriger son lait. Les femmes enceintes sujettes aux avortemens, en sont certainement garanties ; parce que toutes les parties qui correspondent à la perfection de l'enfant, sont toutes puissamment fortifiées par l'usage de cet Arcane céleste. Il est propre aussi à guerir les fleurs blanches, les vieilles & nouvelles gonorées ; comme aussi à détacher les sables & graviers des reims & de la vessie, en les entraînant par les urines ; réparant en même tems les excoriations qu'ils ont causées, desquelles procédent les douleurs qu'on en ressent. Il est le préservatif & curatif du scorbut, & résiste à tout mauvais air. Les vertus de ce puissant Spécifique sont écrites plus au long dans un petit livre qui en enseigne l'usage. Son prix est à raison de 24 livres la livre, qu'on divise si on veut par pots de demi-livres, quarterons & demi-quarterons.

Le sieur de la Jutais Médecin Privilegié du Roy, demeure à Paris, rue de Bourbon, à la Ville-neuve.

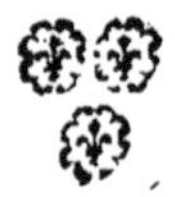

Renouvellement de Privilege pour la vente & distribution d'une Poudre Febrifuge pour dix années en faveur du sieur de la Jutais.

AUjourd'hui dix-neuf Août mil sept cent quarante-trois, le Roy étant à Versailles, Pierre Brodin de la Jutais a très humblement représenté à Sa Majesté, que par deux Brevets des dernier Septembre 1713. & premier Avril 1724. le sieur Guiller, Chevalier de l'Ordre de Saint-Lazare, auroit obtenu le Privilége exclusif de faire distribuer pendant le tems de vingt années une Plante Fébrifuge qui a la vertu de guérir toutes sortes de fiévres intermittentes sur le pied de dix sols la prise, tant à Paris, que dans toutes les autres Villes du Royaume, avec pouvoir de commettre telles personnes que ledit sieur de Guiller voudroit choisir, & d'établir à cet effet des Bureaux pour la distribution, s'il le jugeoit nécessaire; qu'après le décès dudit sieur Guiller, Sa Majesté auroit par son Brevet du 17 Novembre 1733. prorogé en faveur dudit sieur de la Jutais son gendre, ledit Privilége pour dix autres années aux mémes clauſes & conditions ; mais ce tems étant ſur le point d'expirer, ledit ſieur de la Jutais a très-humblement ſupplié Sa Majeſté de vouloir bien lui en accorder le renouvellement : avec la permiſſion de vendre la Poudre Fébrifuge, tant à Paris, que dans toutes les autres Villes du Royaume, même dans les Hôpitaux des Armées de Sa Majeſté. Et SA MAJESTE' étant informée de la bonté dudit Remede, a permis & permet audit ſieur de la Jutais de continuer à faire diſtribuer pendant le tems de dix années, à l'excluſion de tous autres, ladite Poudre Fébrifuge ſur le pied de dix ſols la priſe, à laquelle Sa Majeſté en a fixé le prix, tant dans ſa bonne Ville de Paris, que dans toutes les autres Villes du Royaume, Pays, Terres & Seigneuries de ſon obéïſſance, par telles perſonnes qu'il voudra choiſir & commettre, & d'établir à cet effet des Bureaux pour la diſtribution de ladite Poudre, faiſant très-expreſſes inhibitions & défenſes à toutes perſonnes de quelque qualité & condition qu'elles ſoient, de donner aucun troubles & empéchemens ; comme auſſi de contrefaire, vendre & débiter ladite Poudre, ſous quelque nom ou forme que ce puiſſe être, à peine de mille livres d'amande, applicable un tiers au ſieur de la Jutais, un tiers à l'Hôpital des lieux ou le plus prochain, & l'autre tiers au dénonciateur. Enjoint Sa Majeſté aux Maires, Conſuls & Echevins des Villes & lieux, & à tous autres Officiers qu'il appartiendra, de donner audit ſieur de la Jutais, & à ſes Agens & Prépoſés toute l'aſſiſtance dont ils auront beſoin pour lexécution du préſent Privilége; & afin qu'il ſoit toujours en état de fournir aux Malades le ſecours de ce Remede, Sa Majeſté permet audit ſieur de la Jutais de faire la recherche de ladite Plante Fébrifuge dans toues ſes Forêts, dans celles des Communautés ou des Particuliers, & généralement dans tous les endroits où il en découvrira, & d'en prendre la quantité dont il aura beſoin, ſans qu'il puiſſe en être empêché; & pour aſſurance de ſa volonté, Sa Majeſté m'a commandé d'expédier le préſent Brevet qu'Elle a ſigné de ſa main, & fait contreſigner par moi Conſeiller-Sécrétaire d'Etat & de ſes Commandemens & Finances. Signé à l'Original, LOUIS. *Et plus bas*, PHELYPEAUX.

TABLE DES CHAPIRTES. de ce Traité.

Fin de la Table.

www.ingramcontent.com/pod-product-compliance
Ingram Content Group UK Ltd.
Pitfield, Milton Keynes, MK11 3LW, UK
UKHW021032180726
13838UKWH00004B/1761